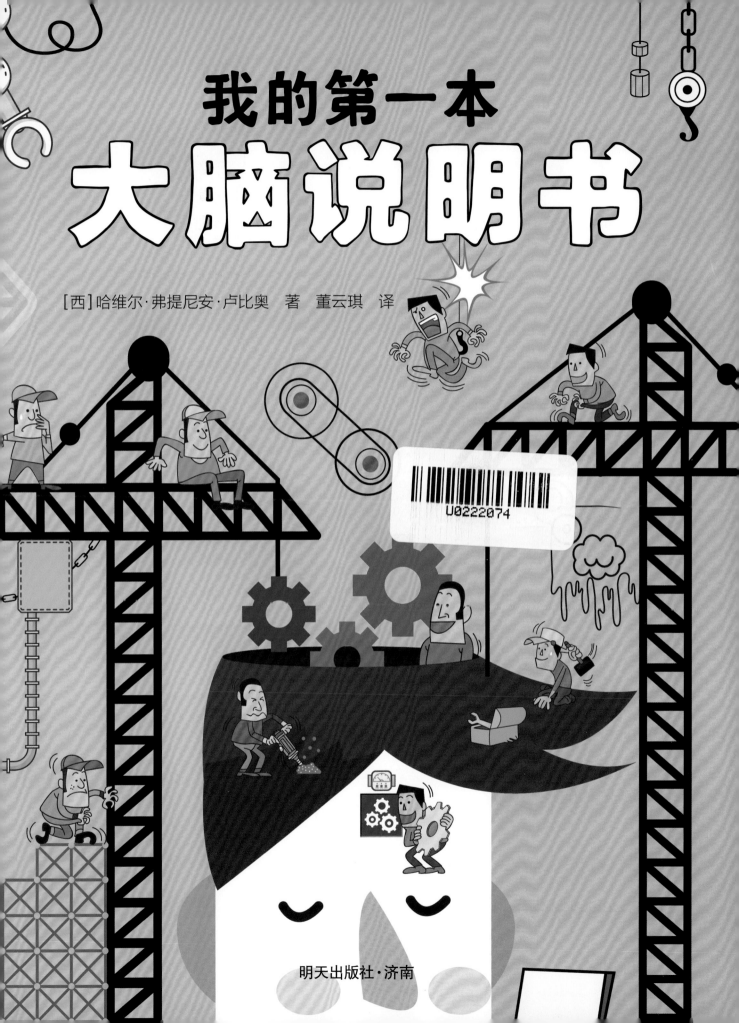

我的第一本
大脑说明书

[西]哈维尔·弗提尼安·卢比奥 著 董云琪 译

明天出版社·济南

山东省著作权合同登记号:图字 15-2023-42号

图书在版编目（CIP）数据

我的第一本大脑说明书 / (西) 哈维尔·弗提尼安·卢比奥著 ; 董云琪译. -- 济南 : 明天出版社, 2023.6
ISBN 978-7-5708-1735-1

Ⅰ.①我… Ⅱ.①哈… ②董… Ⅲ.①大脑-儿童读物 Ⅳ.①R338.2-49

中国版本图书馆CIP数据核字(2023)第014034号

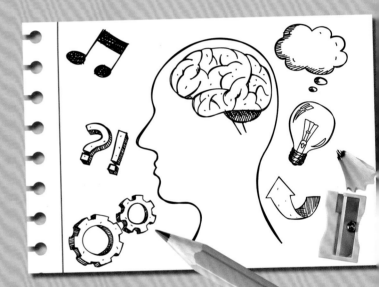

WO DE DI-YI BEN DANAO SHUOMINGSHU
我的第一本大脑说明书

出 版 人	李文波
责任编辑	凌艳明
美术编辑	綦 超
项目监制	张 娴 高赫瞳
特约编辑	刘 璇 周宴冰 郝 莹
营销编辑	李雅希
责任印制	李 昆
出版发行	山东出版传媒股份有限公司 明天出版社
地 址	山东省济南市市中区万寿路19号（邮编250003）
网 址	http://www.sdpress.com.cn http://www.tomorrowpub.com
经 销	新华书店
印 刷	鸿博睿特（天津）印刷科技有限公司
版 次	2023年6月第1版
印 次	2023年6月第1次印刷
规 格	270mm×210mm 16开
印 张	3.75
印 数	1—8000
书 号	ISBN 978-7-5708-1735-1
定 价	43.00元

如有印装质量问题，请直接与出版社联系调换。电话：（0531）82098710

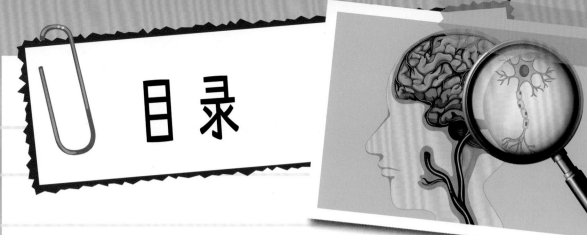

目 录

你不知道的 大脑

人类的脑非常迷人。在这本书里，你将看到脑是如何运作的，我们如何借助脑来感知颜色、气味、声音等外界因素，以及如何将学习和记忆进行关联。你还可以看到一些有关脑的数据和奇特的知识。

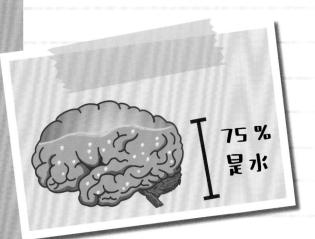

75% 是水

- 成年人的脑重量约为1.4千克，仅占人体总重量的2%。
- 人脑主要由水组成，占比超75%。

圣地亚哥·拉蒙-卡哈尔

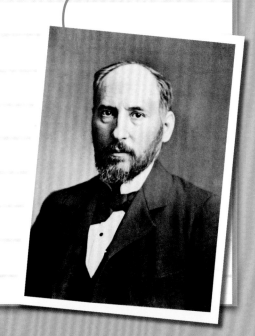

- 尽管人脑的重量较轻，却消耗着人体摄入能量的20%。
- 有人说人脑只开发使用了10%，那不是真的。我们的脑已经被百分百开发使用了。
- 圣地亚哥·拉蒙-卡哈尔是西班牙的一名出色的脑科学家。100多年前，他发现了神经元是如何相互交流的。

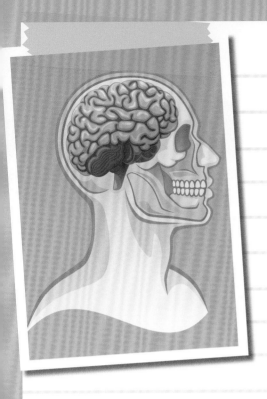

- 人脑受到头骨的保护。

- 人脑中每秒会发生约10万次化学反应。

- 人脑具有强大的信息存储能力，远强于世界上最好的计算机。

- 大脑拥有约860亿到1000亿个神经元。

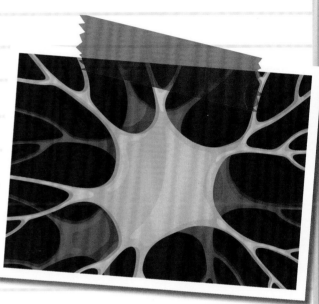

神经元细胞

- 如果我们将所有神经元逐个排列，其队伍长度可超过1000千米。

- 人脑一直在接收信息，即使是在睡觉的时候。

- 健康的饮食有助于人脑更好地工作。

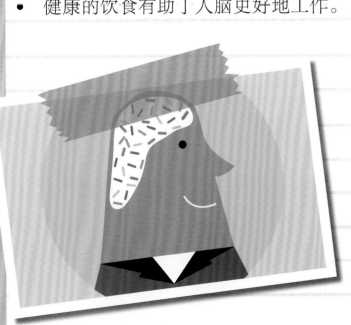

- 在人的一生中，每时每刻都有新的神经元产生，但仅限在人脑的某些特定区域。

- 一天下来，我们会产生数以万计的想法。

准备好了吗？让我们开始探索吧！

没有大脑的生物是如何交流的

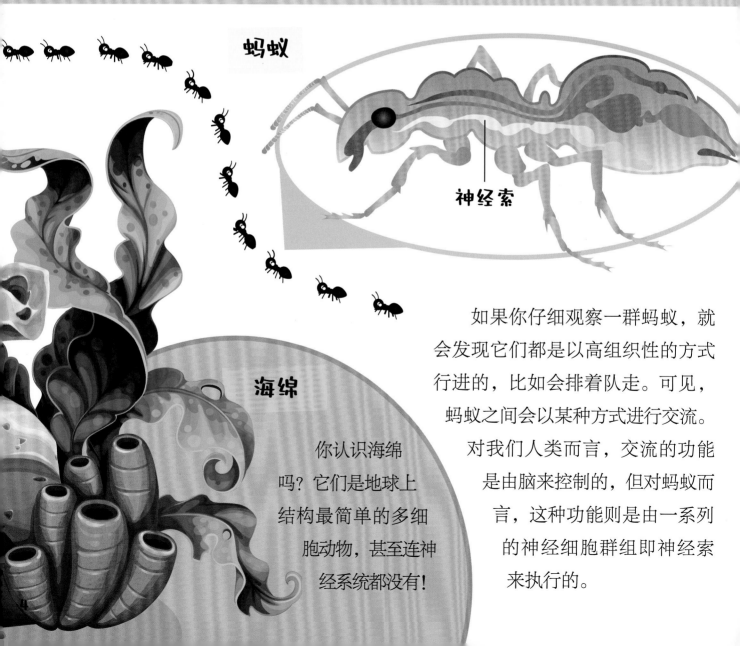

动物可以分为脊椎动物和无脊椎动物两大类。脊椎动物有由骨头组成的内部骨骼，而无脊椎动物没有。你一定认识许多无脊椎动物，比如蚂蚁、蚊子、蠕虫或鱿鱼。它们有大脑吗？

蚂蚁

神经索

海绵

你认识海绵吗？它们是地球上结构最简单的多细胞动物，甚至连神经系统都没有！

如果你仔细观察一群蚂蚁，就会发现它们都是以高组织性的方式行进的，比如会排着队走。可见，蚂蚁之间会以某种方式进行交流。对我们人类而言，交流的功能是由脑来控制的，但对蚂蚁而言，这种功能则是由一系列的神经细胞群组即神经索来执行的。

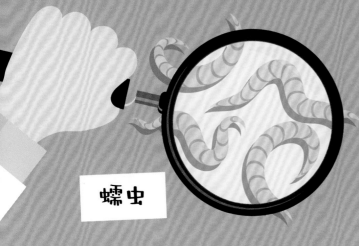

神经团簇

蠕虫

包括涡虫在内的蠕虫是神经系统较为低等的生物。它们有一连串的神经团簇，这些神经团簇由遍布在生物体内的神经细胞集合而成。

海星有五个或数量更多的腕。它们有着非常特殊的神经系统，在身体中心形成了一个环状神经结构，然后向每个腕伸出延长的神经。

海星

神经系统

蜜蜂

神经节

你知道吗？
世界上有超过85000种不同类型的苍蝇！

节肢动物包括昆虫、蜘蛛和螃蟹等，它们具有更发达的神经系统，被称为神经节。这些类似于脑的神经节位于它们的头部。

除此之外，蚊子也没有脑，但它们身体的某些部位具有类似脑的功能。

聪明的大脑是什么样的

脊椎动物包括鱼类、两栖动物、爬行动物、鸟类和哺乳动物。在生物演化的过程中，它们发生了头向集中效应，即神经细胞开始不断地在头部聚集并最终形成我们所认识的脑。让我们一起来探索更多有关动物大脑的有趣知识吧！

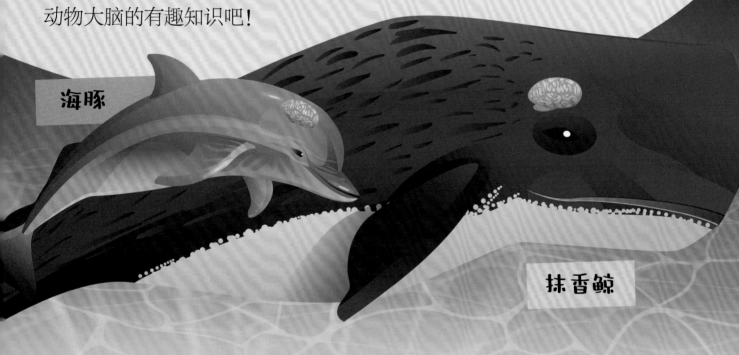

海豚

抹香鲸

比例问题

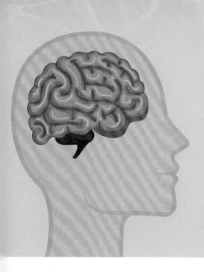

在整个动物王国中，抹香鲸的脑是已知最大的，其重量可达8千克。它非常聪明，但并不是最聪明的。有些更聪明的动物却有着更小的脑，比如海豚。为什么呢？可能对于脑来说，更重要的是它与身体大小的比例。抹香鲸的脑很大，但同时它也是体积最大的动物之一。所以，相比抹香鲸，人类的脑和海豚的脑所占身体的比例都更大。

记住！ 重要的是脑与身体的比例。

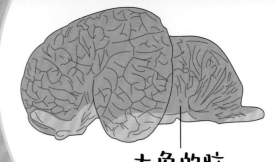

大象真的有超强记忆力吗？

据说大象的记忆力很好，也很聪明，这是真的。在所有陆地哺乳动物中，大象的脑是最大的，重达5千克。此外，它还拥有超过2500亿个神经元！数量庞大！

大象的脑

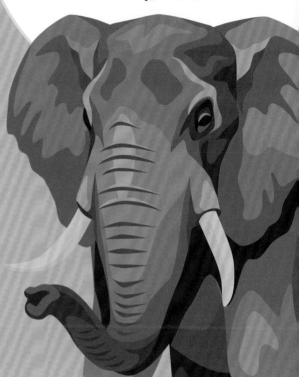

1 它们可以通过声音和姿势相互交流。

2 它们知道如何使用工具，比如用鼻子卷起一截树干，挖洞取水。

3 它们有许多社会行为，具有非常多人性化的心理特质，比如共情和同理心。

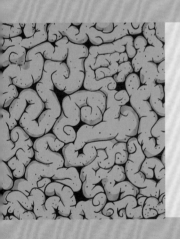

褶皱也很漂亮！

脑的另一个奇特之处在于，越是聪明的动物，它的脑就越是"皱巴巴"的。脑表面的褶皱被称为脑沟和脑回。褶皱的折叠结构有助于在头颅内相同容量下容纳更多的大脑皮质。

海豚拥有一颗神秘的大脑！海豚是世界上最聪明的动物之一，脑占比也很大，但对科学家而言，它们的脑却是一个巨大的谜团。海豚之间拥有非常复杂的交流方式，它们可以远距离"交谈"，也可以学会通过信号和指令与人类交流。它们是非常善于社交的动物，其出色的沟通能力让它们能够以团队形式完成任务。它们还会借助工具狩猎或逃离捕食者。

人类大脑：超强的学习机器

人脑是人体中最重要的器官，也是最神秘的器官。多亏了它，我们才能思考、记忆、说话、大笑、哭泣……做到这一切并不容易。

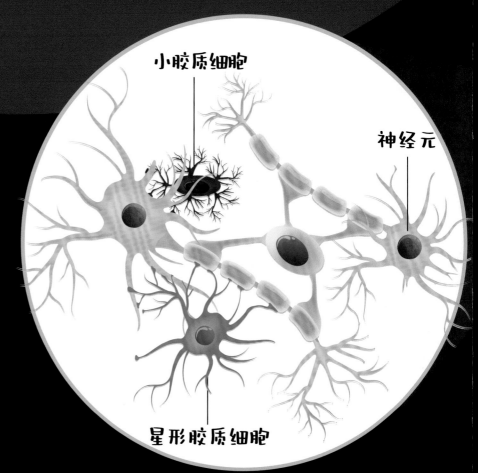

小胶质细胞

神经元

星形胶质细胞

复杂的器官

人脑的构成极其复杂。大脑内部约有860亿个神经元，它们也是脑中最主要的细胞。同时还有1000亿个其他细胞，例如星形胶质细胞（形状呈星形）或小胶质细胞。所有细胞都在不停地工作，相互配合，让大脑得以发挥其所有功能。

学习机器

在10—12岁之前，人脑是近乎完美的学习机器，能够吸收一切事物。脑中不断形成"各司其职"的神经元回路。当你进入青春期时，脑内会出现一个叫作"神经修剪"的过程。所谓修剪就是"用进废退"，如果某个神经回路很少被用到，那就会消失以增强其他总被用到的神经回路。因此，为了不失去某个神经元，快去学习吧！

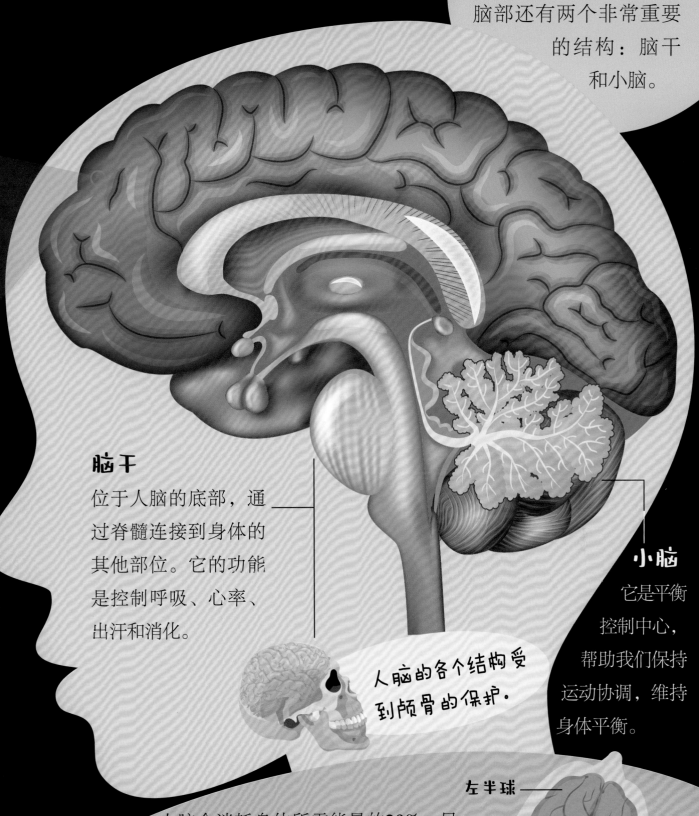

脑部还有两个非常重要的结构：脑干和小脑。

脑干

位于人脑的底部，通过脊髓连接到身体的其他部位。它的功能是控制呼吸、心率、出汗和消化。

小脑

它是平衡控制中心，帮助我们保持运动协调，维持身体平衡。

人脑的各个结构受到颅骨的保护.

人脑会消耗身体所需能量的20%，尽管体积很小，却需要大量的能量补给。大脑分为两个半球：左半球和右半球，两者通过胼胝体结构相互联结，协调地进行交流和运作。

左半球

右半球

9

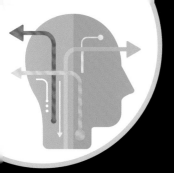

神经系统：大脑指挥官是如何发号施令的

大脑承载着许多基本功能，但它不是单打独斗的，而是和分布在我们全身的神经系统共同发挥作用的。我们的神经系统分为两个主要部分：中枢神经系统和周围神经系统。

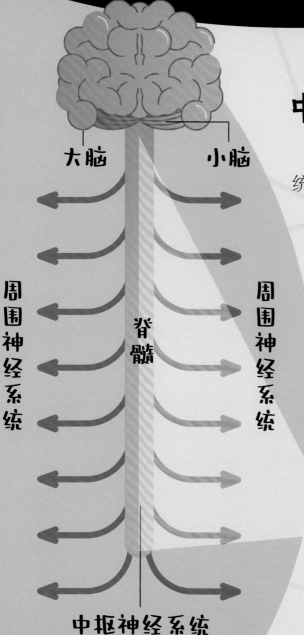

大脑　　**小脑**

周围神经系统　　脊髓　　周围神经系统

中枢神经系统

中枢神经系统

中枢神经系统由脊髓和脑组成。正如前面提到的，脑由大脑、小脑和脑干组成。

这个庞大的体内通信网络由约15万千米的神经连接而成，长度接近地球周长的四倍！

脊髓由神经元和神经组成，沿着背部延伸并受到脊柱的保护。神经连接着器官、四肢、皮肤等，让脑与身体的其他部位得以进行交流。

周围神经系统

周围神经系统包括所有将中枢神经系统与人体其他部分相连的神经，主要将脑和脊髓与全身其他系统联系起来，包括消化系统、内分泌系统、呼吸系统、循环系统等。这些神经至关重要，因为它们保障人体的基本功能，例如心脏的正常工作，让我们能感觉到被某物刺伤或挤压，或是更有趣的——让我们在被挠痒痒的时候发笑。

人体中最长、最粗的神经是什么呢？

—— **坐骨神经**

坐骨神经从骨盆一直延伸到脚，对于身高非常高的人来说，其长度可超过1米；同时它也很粗壮，有些地方甚至比成人的大拇指还粗。

颈椎

脑的守护者：阿特拉斯

脊柱起到保护脊髓的作用。成人的脊柱包含26块椎骨，其中一些椎骨有着奇怪的名字，比如第一颈椎的西班牙语名字叫Atlas，与希腊神话中的巨神阿特拉斯（Atlas）同名，他因背叛宙斯而被罚要永远以肩顶天。以Atlas命名与头骨相连的第一块椎骨名副其实。

11

神经元：大脑的指令是如何传达到全身各处的

当你想跑步时，信息是如何从大脑传到腿部的？或者反过来，当你被踩伤时，疼痛是如何从脚部传入大脑的呢？这都归功于神经元，它们是大脑的主要细胞，我们的大脑中有超过860亿个神经元！

神经元的形状各不相同，不过许多神经元看起来都是瘦长且样子非常独特的。

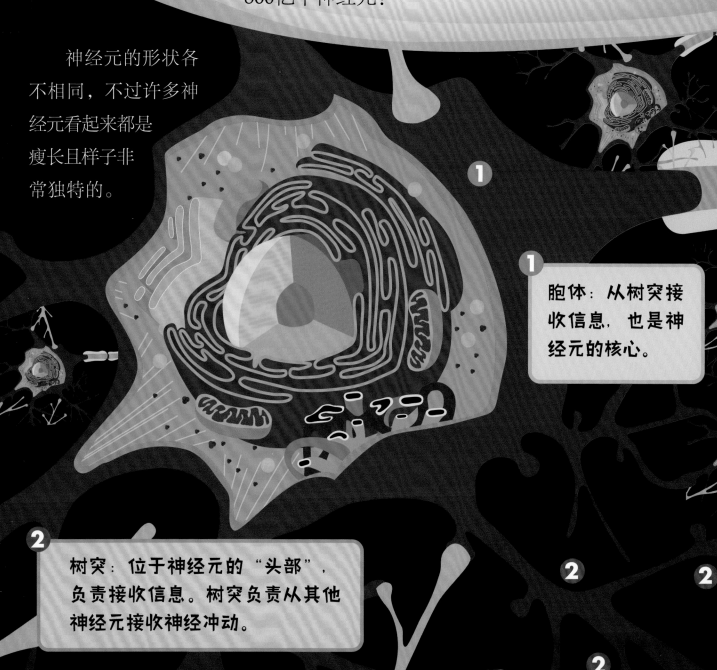

1

胞体：从树突接收信息，也是神经元的核心。

2

树突：位于神经元的"头部"，负责接收信息。树突负责从其他神经元接收神经冲动。

神经元遍布整个神经系统，主要功能是将信息从大脑传递到身体的其他部位，或者反向传回大脑。

轴突可以变得很长。为了更快地传递指令，它需要类似电线外壳的绝缘物质，那便是髓鞘。髓鞘由轴突周围的施万细胞生成。

信息会以电脉冲（神经脉冲）的形式传输。

施万细胞

髓鞘

轴突

突触

③

③ 轴突： 从胞体接收信息。轴突细细长长，它将神经冲动传递到一个分支的末端区域，在这里再将信息传递给下一个神经元的树突。

神经递质

无接触传递

神经元之间无接触式信息传递的过程被称为突触传递。当神经冲动到达神经元末端时，会产生神经递质，这些化学物质会转移到下一个神经元并在那里生成新的刺激。一个神经元约有10000个突触，从而构成复杂的神经通信网络。多亏了这个网络，你才能够跑步、欢笑、唱歌和阅读这本书。

五感："感觉"是什么东西

你一定知道这五种基本感觉：嗅觉、味觉、视觉、触觉和听觉。感觉的作用无可替代，可以让我们接收外部信息并作出反应。例如，当我们在街上散步时，会观察前面是否有人，好避免碰撞；在我们横穿马路时，视觉会告诉我们是否有汽车驶来，交通灯是绿色还是红色的，听觉也给我们发送是否有汽车驶来的信息。所有这些过程都在自动且非常快速地进行着。

五种感觉相互配合才能获得完整信息。以奶酪面包为例，嗅觉会告诉你面包香不香；当你咬下去的时候，味觉会告诉你面包好不好吃；如果面包或奶酪出现了绿色斑点，你会察觉出异样，因为视觉正在告诉你这不是面包和奶酪的"正常"颜色。

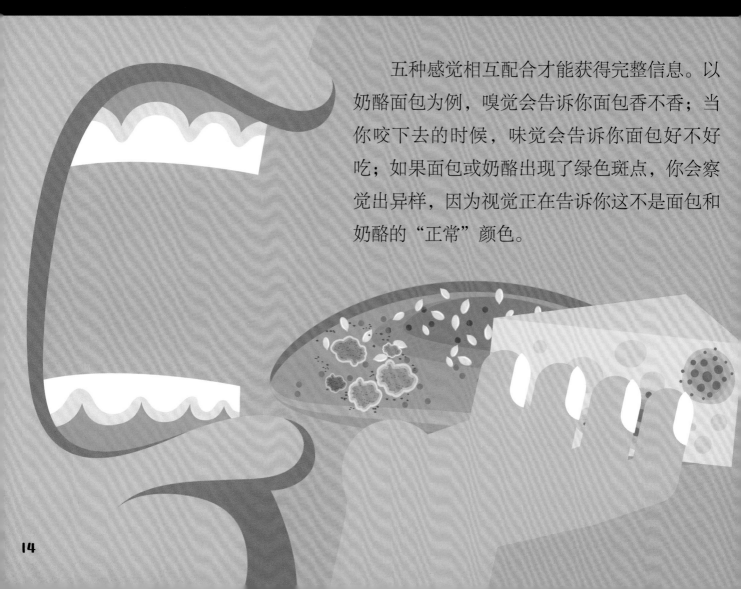

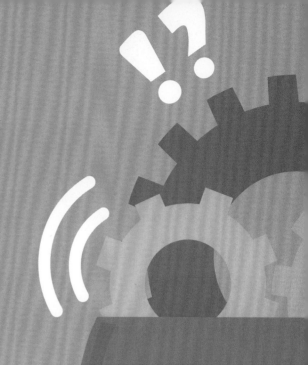

大脑让我们产生感觉

所有感官都与大脑相连，这些感官所提供的感觉信息（比如视觉信息、嗅觉信息等）都会由大脑进行诠释和理解。一旦大脑成功解读了某种信息，就会生成一个反应。如果食物的颜色发绿，这个反应可能是反感或好奇；在过马路时绿灯亮起，你有可能并不会过去，因为你的听觉告诉你有汽车正在快速驶来。

我们有多少感觉

除了"五感"，还有其他感觉可以告诉我们自身的状态如何。例如，受了伤而感到疼痛，感到冷热、饥饿或口渴。

有趣的是，感觉能告诉我们身在何地。你可能会惊讶，大脑中配备了一个神经GPS（全球定位系统），这个大脑中的神经元地图可以进行实时定位、导航或者识别出我们以前去过的大街小巷。

总的来说，科学家们认为人类拥有多达26种不同的感觉。对大脑的了解越多，能发现的感觉就越多。接下来，我们将探索更多有关感觉的神奇之处，既包含我们熟知的五种感觉，也涉及如本体感觉或时间知觉等其他感觉。

视觉：我们是怎么看到这个世界的

眼睛是一个神奇的器官，它能让我们判断出环境中物体的大小、颜色、位置和形状。所有这些信息都会传达到大脑，在那里进行解读和整合。

眉毛

眼睑

睫毛

眼睛是一个非常复杂且敏感的器官，因此需要受到眼睑、睫毛和眉毛的保护。在眼睛内部则有虹膜来调节进入眼睛或视网膜的光线。视网膜中接受光刺激的神经细胞被称为光感受器。

视网膜部分

视锥细胞

视杆细

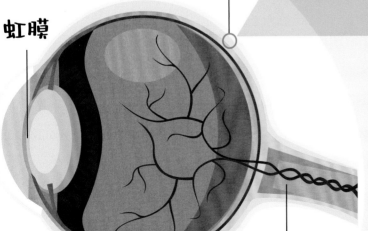

视网膜

虹膜

视神经

视锥细胞和视杆细胞负责感知光和颜色，并将信息发送到大脑。视锥细胞共有三种不同类型，可以识别蓝色、红色和绿色，经过组合，让我们可以看到多达100万种不同的色调。

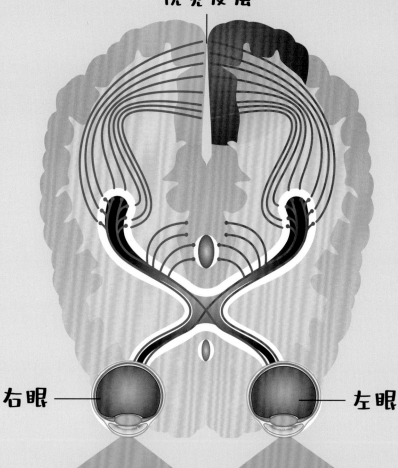

视觉皮层

右眼 —————— ———— 左眼

双眼视野

周边视觉   周边视觉

双眼视觉

　　大脑收到的来自左眼和右眼的信息是不同的。这种微小的差异使我们能够（三维地）看到物体的深度，也有助于我们计算与物体的距离。双眼视觉是人类将眼睛看到的两个图像整合为一个完整画面的视觉。老虎和狮子也拥有这种视觉能力，这能帮助它们精确地计算猎物的距离。

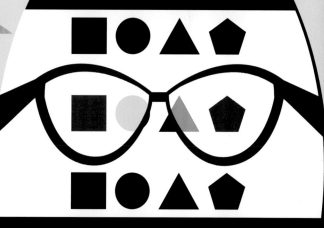

你知道有些人只能看到黑白两色吗？

　　有些人不能分辨颜色，这便是色盲。轻微色盲只是区分不了某些特定颜色；严重色盲如全色盲，则无法分辨颜色，只能看到黑白两色。

周边视觉

　　周边视觉指能够看到不在视野中心的事物的视觉能力。观察动物世界，你会发现很多动物的眼睛长在头部两侧，比如斑马、鹿或羚羊。它们通常是捕食者的猎物，眼睛长在外侧更利于它们观察周围的动态。

嗅觉：为什么我们需要嗅觉

我们呼吸的空气中充满散发各种气味的化学物质，即气味物质。气味通过鼻孔进入鼻腔，在这里通过嗅觉神经传递到大脑。

气味的种类

10种基本气味：花香、木香、果香（非柑橘香）、化学品味、薄荷味、甜香味、烟熏味、柑橘香、腐烂味和馊臭味。除此之外，还有许多其他气味。

气味物质

难闻的气味

嗅觉能够快速判断出令人不快的气味，如腐烂的味道。它能够充当警报系统，告诉我们食物的状况是否正常，或者我们是否正在接近一个有难闻气味的地方。

尽管人类能够识别数千种气味，但我们的嗅觉并不优秀。比如，狗的嗅觉比人类的要发达得多，它的嗅觉细胞有人类的23倍之多。

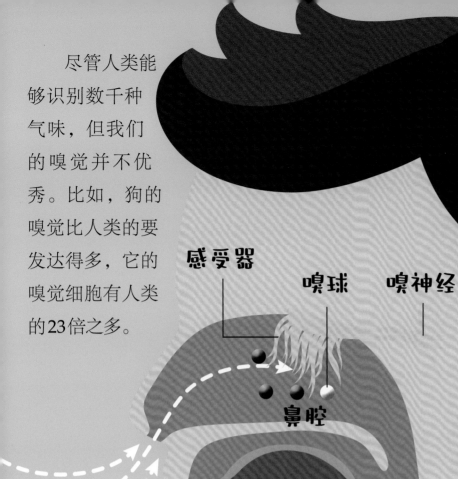

感受器

嗅球

嗅神经

鼻腔

当我们的大脑储存记忆时，也能将与那个记忆相关的气味记住。人们会记得小时候吃过的某种糖果的味道，这就是嗅觉记忆。

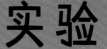

实验

嗅觉与味觉相连

你需要准备：薄荷叶、眼罩或手帕。

来自这两种感觉（味觉和嗅觉）的信息在大脑中被结合起来。你可以和家人朋友做个简单的实验来检查这种关联。先让家人或朋友遮住眼睛和鼻子，然后张开嘴。把薄荷叶放在他的舌头上，告诉他在不用鼻子闻的情况下，尝试猜测那是什么东西以及它的味道。他肯定无法尝出味道！然后，告诉他可以用鼻子闻一闻……意想不到的事情发生了！他会发现自己的嘴巴里满满都是薄荷的味道。

我们会失去嗅觉吗？

当我们感冒时，鼻腔内的炎症导致气味无法通过嗅觉神经传递到大脑。由于嗅觉与味觉密切相关，感冒时我们也会觉得食之无味。但有些人会长时间无法识别任何类型的气味，这是一种被称为嗅觉丧失的疾病。

味觉：舌尖上的3000多个"美食家"

想象一下，你正在享用一份自己最喜欢的食物，入口的那一刻，你会感受到美味在嘴里蔓延。其实，在我们的舌头表面，遍布着许多探测味道的小突起，叫作味蕾。

你可能听说过舌头的不同区域负责检测不同的味道，但事实并非如此：整个舌头每一处都能够尝出所有的味道。

味蕾

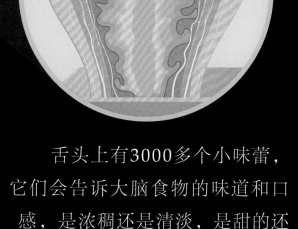

舌头上有3000多个小味蕾，它们会告诉大脑食物的味道和口感，是浓稠还是清淡，是甜的还是苦的。

实验

观察味蕾

你需要准备：蓝色食用色素、棉签、放大镜或带摄像头的手机。

虽然味蕾很小，但通过简单的实验，你可以很容易地观察到它们。将少许食用色素与水混合（大约1:4的比例），在其中充分浸润棉签，然后涂抹在舌头上。

味蕾会变成蓝色，你可以用放大镜看到它们。如果你想观察自己的味蕾，可以让家人用手机给你的舌头拍张照片。

五种口味

味蕾让我们可以区分五种不同的味道。

甜味：是糖的味道，我们能在许多水果、巧克力、含糖谷物中尝到它。

苦味：在纯巧克力或一些蔬菜中我们能尝到它。

酸味：这是我们在许多柑橘类水果（如柠檬）以及某些品种的苹果和醋中尝到的味道。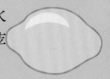

咸味：和甜味一样，是最常见的味道之一。我们可以在盐中尝到它，盐还可以突出食物的其他味道，如甜味。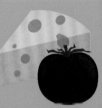

鲜味：你或许没有听说过，但肯定尝到过，比如当你吃奶酪时。在日语中，"鲜味"也就是"美味"的意思。

与大脑连接

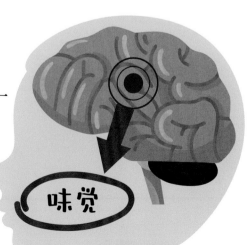

味蕾上有许多神经末梢。当一样东西进入口腔时，味蕾生成神经电流，这就是味觉的开端，随后味觉信号通过相应的神经传递到大脑。所以，能够真正识别味道的是大脑。

味觉

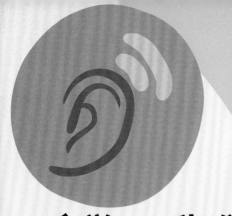

声音通过耳朵传到大脑，耳朵包含外耳、中耳和内耳三个部分。

听觉：我们是怎么听到这个世界的

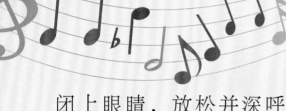

闭上眼睛，放松并深呼吸，仔细倾听周围的一切。渐渐地，你就能从环境中捕捉到越来越多的声音，其数量远超出你的想象。通过听觉，大脑能同时接收到大量信息。

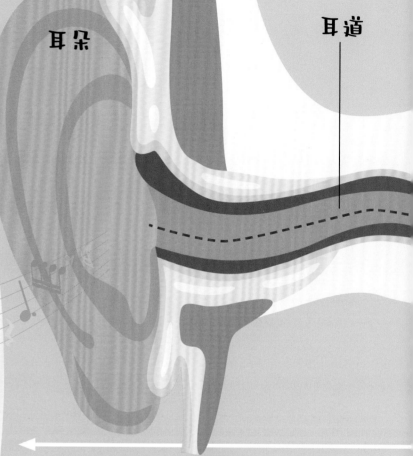

耳朵

耳道

外耳

外耳包括耳郭和外耳道，它奇怪的外形是为了能捕获到更多的声音。

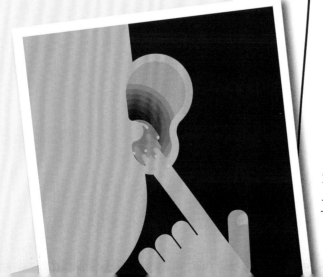

耳屎是什么？

耳屎又名耵聍，俗称耳垢，是耳道内的分泌物，具有保护作用，可以预防耳道感染，防止细菌及昆虫入侵。正常情况下，它会自行分离和脱落。不要用手指或棉签掏耳垢，因为耳垢可能会被越推越深并损伤耳朵。如果你的耳道里堵着一大块耳垢，应该及时去医院，请医生把它取出。

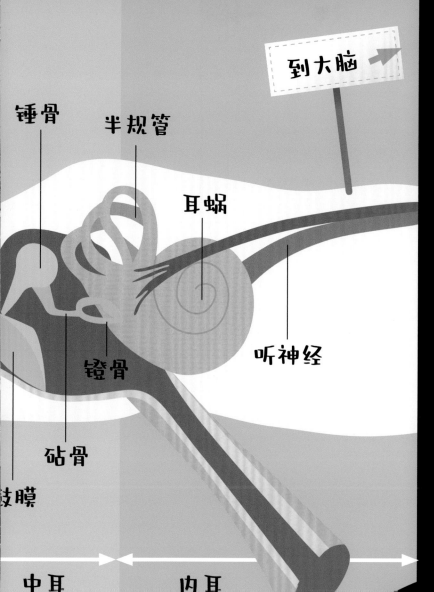

锤骨

半规管

耳蜗

到大脑

听神经

镫骨

砧骨

鼓膜

中耳

声音进入耳朵后，到达鼓膜，鼓膜在声音的碰撞下发生振动，带动锤骨、砧骨、镫骨的运动。这些小小的听小骨皆因其形态而得名。

内耳

内耳包括半规管、前庭和耳蜗。听小骨的振动到达内耳后，在这里被转化为神经冲动，通过听神经，最终抵达大脑。

耳朵能听到不存在的声音吗？

在人多嘈杂的地方，我们的耳朵里可能时不时会出现如蝉鸣般恼人的声音，这被称为耳鸣。当耳朵长时间听到非常嘈杂的噪音时，就会出现这种情况。耳鸣通常会在一个小时左右自行消失，如果持续数日，我们应该请专科医生来检查耳朵的健康状况。

触觉: "疼" 是怎么回事

我们身体中最大的感觉器官是皮肤，负责感知触觉。遍布在我们皮肤上的感受器，能感知温度、质地、压力和疼痛。这些感受器在全身的分布方式有所不同，捏一捏手指和肘部你就会发现，肘部的敏感度要低得多！

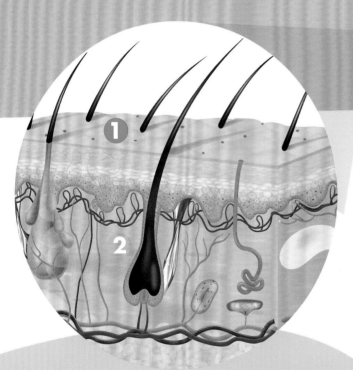

1 **表皮层**：皮肤的表层，含有黑色素细胞，能够保护我们免受阳光照射的伤害并赋予我们肤色。

2 **真皮层**：位于表皮下方，触觉神经感受器广泛分布在这里。在真皮层还可以找到生长毛发的毛囊。

除了感知触觉，皮肤还具有其他重要作用：

- 保护我们的身体免受细菌和有害物质的侵害。

- 保护我们免受可能的损伤。

- 帮助我们控制体温。

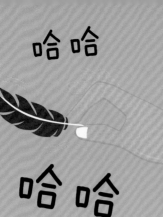

哈哈

哈哈

用羽毛轻抚过脚心时，我们会感到又痒又好笑。而令人惊讶的是，我们对这种有趣的感觉在大脑中是如何形成的仍知之甚少。

哎呀，拿开你的手！

触摸和疼痛

疼痛感受器也与触觉有关。当你受伤或身体出现异常时，会感到疼痛。例如，你碰到了非常烫的东西，皮肤感受器会向大脑发送危险信号，命令你马上收回手。

大脑

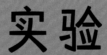

好烫！

感受器　　　**神经**

脊髓

实验

触觉游戏

你需要准备：大盒子，球形物体（乒乓球、网球、高尔夫球或者橙子、李子、桃子等），剪刀。

　　将球形物体放在盒内，在盒子上方剪个洞，仅凭手的触摸去猜测盒子里是什么物体。你可以和家人朋友一起做这个游戏。听起来很简单，但是在没有其他感觉的帮助下，识别物品可不是那么容易！

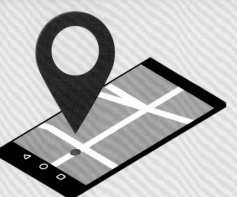

本体感觉:"用力"是什么感觉

我们的大脑还有许多其他的感觉,其中之一就是本体感觉。本体感觉能告诉我们身体肌肉和关节的位置、运动状态。这是如何实现的呢?

它有什么作用?

本体感觉所调节的过程就跟控制身体平衡或姿势一样重要。如果本体感觉较好,就能更好地控制身体姿态。

想象一下,你正在打网球,你必须接住一个高速飞来的球。在你的身体作出的反应中,视觉会参与进来,让你计算出球运行的速度。当你必须用球拍击球时,本体感觉则能帮你同步手臂的运动,以便有力且准确地将球击还到赛场的另一边。

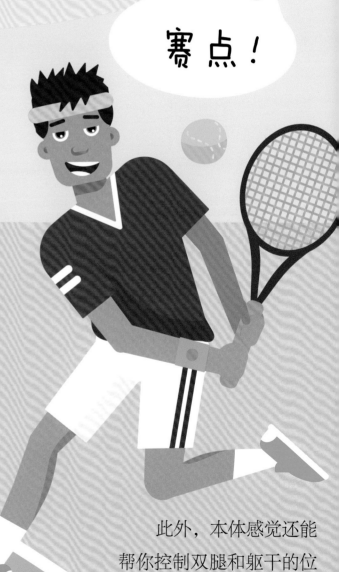

此外,本体感觉还能帮你控制双腿和躯干的位置,让你能赢得比分。

实 验

本体感觉的游戏

　　很多游戏都可以展现出本体感觉是如何运作的，比如所有需要保持身体平衡或高度协调的体育训练。准备一个充满空气的气球并叫上你的玩伴。任务目标是将气球传递到指定位置。参与者必须不借助双手，通过背部、肘部、头部、臀部等身体其他部位传递气球，同时保证气球不会被挤爆或掉到地上。

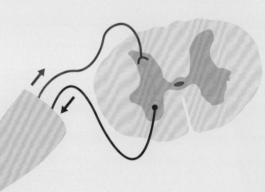

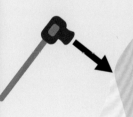

膝跳反射

　　在医院检查身体时，医生可能会让你坐下来，用小锤子敲打膝盖的某个部位，你的腿会不自觉地弹起来，这就是膝跳反射或深部肌腱反射，用于检查神经系统是否正常。为什么轻叩膝腱，小腿就会作出急速前踢的反应呢？这是因为敲打击中了控制大腿肌肉的肌腱。在膝盖、肌肉和肌腱之间的神经连接能使我们保持直立。

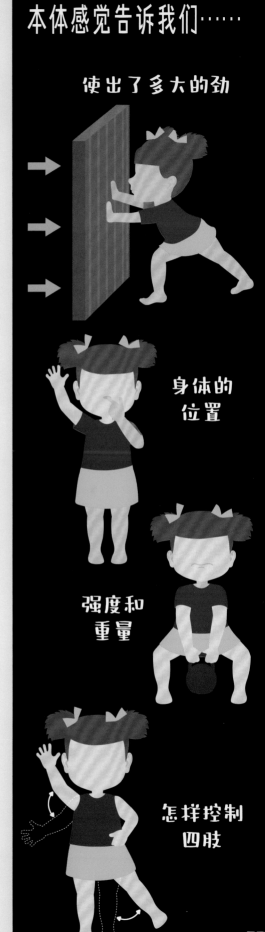

本体感觉告诉我们……

使出了多大的劲

身体的位置

强度和重量

怎样控制四肢

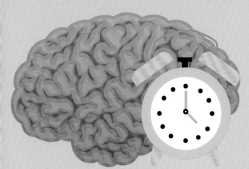

时间知觉：为什么在游乐园里时间过得很快

嘀嗒、嘀嗒、嘀嗒……已经凌晨两点了，你还没有睡着……嘀嗒、嘀嗒、嘀嗒……你以为至少过了一个小时，但其实才过了几分钟……你肯定遇到过类似的情况。在这里，我们将讨论一种非常重要但极容易被忽略的感觉，即时间知觉。

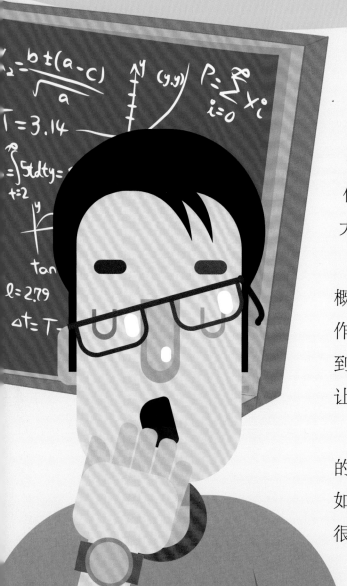

如果问你对于不同的两节课的感受，你肯定会回答：不喜欢的那节课感觉要漫长得多。但实际上，两节课的上课时间是一样的，只是大脑对时间的感知并不一样。

仔细想一想，生活中存在大量与时间相关的概念："今天是星期几？""明天见！""这些作业必须在下周二上交。""我们还有几分钟就到了。""你几岁了？"……多亏我们的大脑，让我们可以理解这些时间变量。

大脑中有一系列负责测量和量化时间流逝的神经元。时间知觉与正在进行的活动有关：如果我们在做喜欢的事情，就会感觉时间过得很快。

松果体

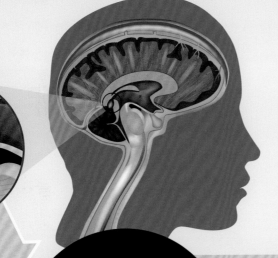

已经是白天了吗?

在我们脑的中心,有个区域叫作松果体。它可以根据进入眼睛的光线和其他因素,帮助我们分辨现在是白天还是黑夜。这个腺体也是保证我们夜间睡眠的重要腺体。

警惕电子产品的屏幕!

事实证明,手机或平板电脑发出的白光可以激活松果体。出于这个原因,不建议在睡觉前使用它们,因为当松果体被激活时,大脑会认为现在还是白天,睡眠的欲望就会消退。

时间概念

对于时间概念的理解,会随着年龄的增长而改变。年幼时我们很难理解时间,因为它是一个非常抽象的概念。我们首先学习的是理解过去、现在和未来。接下来在四五岁的时候,大脑明白了早晨、下午和晚上,也了解到有昨天、今天和明天。从七岁开始,大脑才学会识别时间。

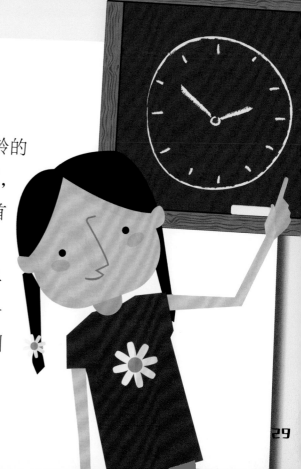

为什么我的大脑有时会"欺骗"我

你肯定有过类似的经历：半夜被噪音吵醒，迷迷糊糊地睁开眼睛，努力在黑暗中看清楚；在阴影中，你看到有人出现在房间里，你被吓了一跳，赶忙起身打开灯……却发现事实上那只是你的椅子，上面堆放着衣服、衣架或各种杂物。为什么会这样呢？

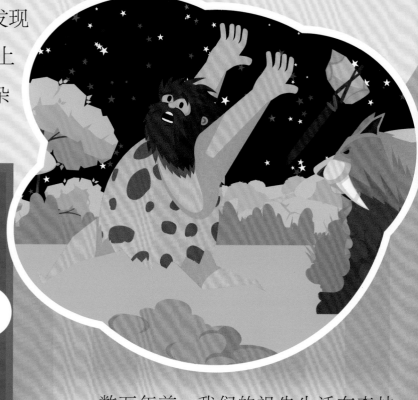

数万年前，我们的祖先生活在森林中。如果类似的事情发生在他身上：他正在睡觉，突然听到附近有声音。站起身来，他仿佛在灌木丛中看到了类似剑齿虎的动物。他会立刻把每个人都叫醒，喊他们快跑。

其实，我们的祖先并没有真的看到老虎，但是他看到了可能是老虎的东西，如果他走过去确定真假，可能就会因此丧命。

这样的事情既发生在我们祖先的大脑中，也发生在我们的大脑中。大脑可以识别出一种类似于潜在危险的感觉模式，这让我们可以快速作出反应，躲避危险并生存下来。

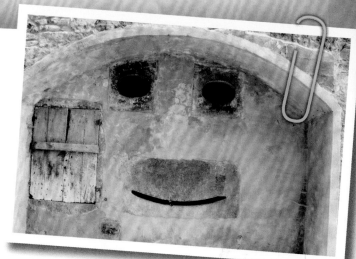

幻想性视错觉

上面说的模式识别会在视觉上发生。这其中有一种有趣的现象，叫作幻想性视错觉。具体表现就是我们把从日常所见的事物中接收到的感觉刺激感知为完全不同的东西：通常与从物体、建筑物上看到的"面孔"有关。比如，在房子的正面看到一张脸。

你有过观察各种形态的云朵的经验吗？这同样也是一种"大脑欺骗"：我们知道云实际上不是大象或长颈鹿，但由于形状类似，我们禁不住将它们看作是大象或长颈鹿。

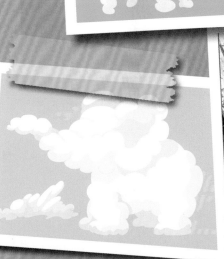

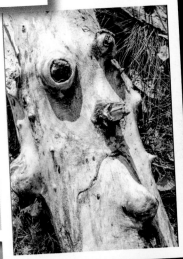

试试看

在街上闲逛时，如果看到类似人脸的东西，可以和朋友或家人分享。正是由于这种"幻想性视错觉"，我们的祖先才能在数万年前存活下来。

联觉：音乐有颜色吗

有些人的大脑中可以发生非常奇怪的事情：他们的各种感觉混合在一起了。例如，他们可以"听到颜色""听到气味"或"品尝到声音"……这怎么可能？

有些人感知世界的方式非常特殊，他们体验到的是不同感觉的混合感受，又称联觉。

研究表明，每100个人中就有4个人拥有某种类型的联觉，现如今已知有70多种不同类型的混合感觉。研究认为联觉有遗传性：如果父母是联觉者，那么孩子可能也是联觉者。

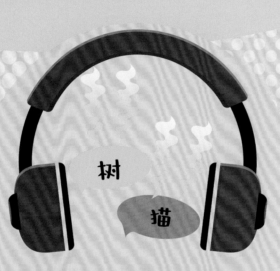

听到它们的时候就感觉很清新或很开心。

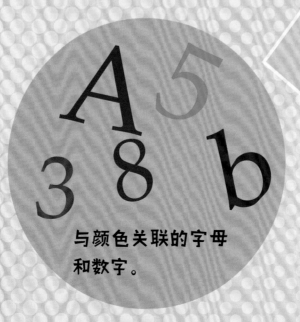

与颜色关联的字母和数字。

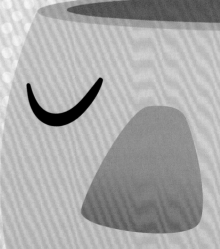

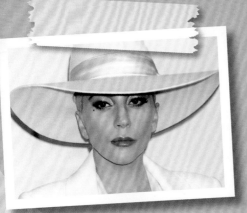

LADY GAGA
（欧美流行音乐天后）

为什么会这样？

有些科学家们认为：联觉是由于脑中与感觉相关的神经元之间存在过多的相互连接，才让它们混合在一起。

联觉与创造力有关。著名歌手史蒂芬妮·杰尔马诺塔（Lady Gaga）就有联觉。有人认为伟大的画家凡·高也有联觉，而这对他的创作有着重要影响。

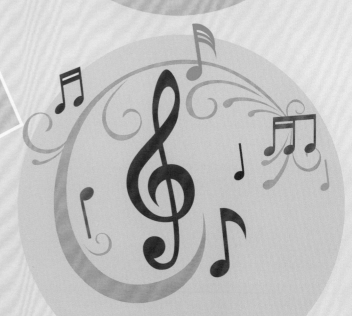

星期与颜色或几何形状相关联。

音乐中的颜色。

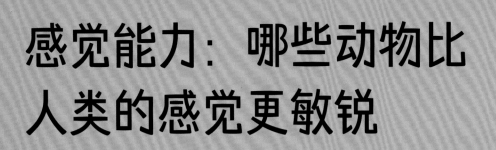

感觉能力：哪些动物比人类的感觉更敏锐

我们已经了解到除了基本的五种感觉，人类还具有某些额外的感觉能力。但放眼动物世界，我们会发现有些动物早已发展出其他令人惊叹的感觉能力。

❶ 额隆

此结构可将声波向前投射。

❷ 声波在周围环境中反弹。

❸ 声波返回给海豚。

回声定位

有些动物拥有一种叫作回声定位的感觉能力，它们身体的某个部位能产生超声波并发射出去，然后声波在其他动物、石头等物体上反弹再返回。通过这种方式，它们可以推测出附近是否有猎物或捕食者。

虎鲸和海豚就拥有这种能力，而一些并非生活在水中的动物，如蝙蝠也拥有这种能力。过去，船只利用类似的回声系统来进行海上定位。

电觉

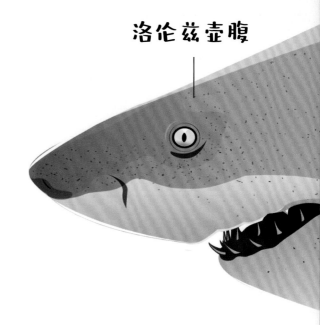

洛伦兹壶腹

鲨鱼有着许多高度发达的感觉，使它们更容易识别和捕食猎物。其中最引人注目的是电觉。所有在海洋里移动的生物都会导致电场变化，鲨鱼通过特殊的器官洛伦兹壶腹，可以迅速识别出周围电场的微小变化。

热视觉

这是自然界另外一种令人惊讶的感觉：有些蛇，比如蟒蛇能够探测到潜在猎物的体温。通过它们的红外视觉，可以探测到周围躲藏了什么动物，并判断出猎物的大小和形状。

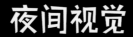

夜间视觉

如果你养过猫或曾经和猫一起生活过，那么在黑暗中，你肯定见到过它们炯炯有神的眼睛。这是因为猫咪的眼睛有一种适应性的能力，让它们可以在黑暗中看见东西：猫咪在昏暗光线下的视力，约为人类相应视力的八倍。长久以来，这种能力帮助猫咪更快地发现猎物，也让它们更容易避开潜在的捕食者。

信息处理：我们是怎么认识世界的

在你阅读这本书时，大脑中正在发生着奇妙的事情。首先，你的眼睛专注于各种词语并将这些信息发送到大脑的视觉皮层；在那里，你所看到的笔画被转化为文字。如果你非常喜欢一篇文章，大脑中控制情绪的部分就会被激活。相反，如果一篇文章让你感到无聊，大脑中控制疲劳和睡眠的区域就会被激活。

类似的事情发生在你进行的每一项活动中。比如，当你独自玩球时，大脑处理的信息是球的形状和颜色。如果你是和朋友们一起玩球，大脑中更多的相应区域便会被激活。

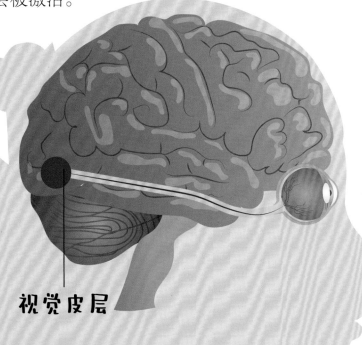

视觉皮层

如果你在一场足球比赛中进球得分了，情绪脑区将会被激活，而你一定会记得这个瞬间好一阵子。

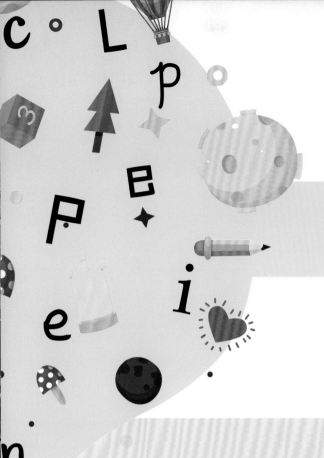

与环境相关联是大脑的主要功能之一，这多亏了我们的"感觉"，并且这一切都是以惊人的速度快速完成的。你想验证这一点吗？实验很简单：

遮住眼睛，然后试着计算从你睁开眼睛到眼睛告诉你眼前最近的物体是什么颜色的时间。试一试吧！速度是不是很惊人？

这个速度因你进行的活动内容而异，比如你想记住一堂课，这就不是立刻能做到的。

从婴儿到成人

我们与外界环境的关联因年龄而异。你肯定见过婴儿，他们喜欢触摸、嗅闻，甚至吸吮周围的一切事物，这对他们来说是理解周边环境的最佳方式。但随着年龄的增长，视觉和听觉变成了我们使用最多的感觉。

联合发力

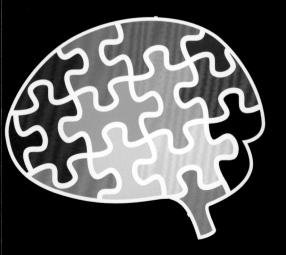

当我们在接收信息时，就像我们之前看到的那些例子一样，所有感觉都在工作，并在脑中整合起来，联合发力，不仅是五种我们熟悉的感觉，还有许多感觉，比如判断温度、时间等的感觉。这样，我们就能尽可能完整地了解现实的全貌。

记忆：为什么有些事情会被忘记

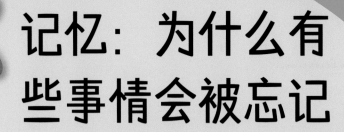

西瓜、香蕉、梨、苹果和橙子，你能记住这份水果清单吗？人类的大脑会不断地记忆事物，存储有用的信息。你最喜欢的电视节目是几点钟开始的？梨是什么味道的？多亏了你的记忆，这些问题才有答案。

你最初的记忆是什么？

我们都有一份一直存放在脑海中的最初的记忆。

我的第一个记忆是在学校：上学第一天，我摔倒了，膝盖受了伤。

大脑很奇妙，它能更好地记住非常好的或非常糟糕的经历。诚然，脑海中浮现出这些回忆，经常是非常享受的一刻，或者是非常难过的一刻。你会很轻松地记住某次愉快的生日聚会或是哪天发生了什么有趣的事情。我敢肯定，在学校里，你对自己喜欢的课程要记忆得更好。

不管怎样，记忆有各种不同的种类，尤其是以下三种记忆：

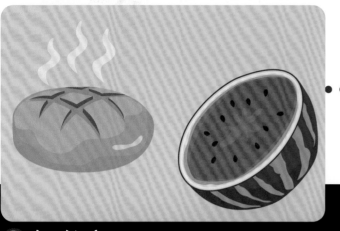

❶ 感觉记忆

这是指通过感觉而起作用的记忆，如新鲜面包的香味或西瓜的味道。

❷ 短时记忆

这是动态存储信息的能力，比如在阅读本书时，这种记忆让你记住读到的词语，这样你就能理解上下文的意思。

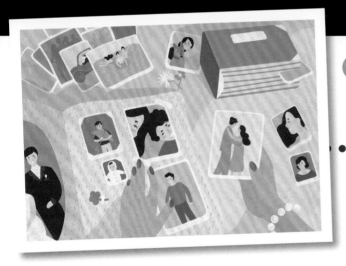

❸ 长时记忆

这是来自很久之前的记忆，也是本章我们在谈论的那种记忆。

如果你的短时记忆记住的东西很重要，那么就会转移到长时记忆中；如果不是那么重要，就会在几秒钟内被清除。你还记得本章开头的水果清单吗？试着回忆一下！是不是忘记了一些？这很正常。但如果你还能完整地回忆起清单内容，那么恭喜你，你的记忆力非常好！

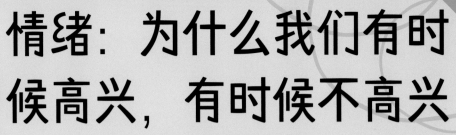

情绪：为什么我们有时候高兴，有时候不高兴

让我们回顾前面提到过的情况：你突然在半夜醒来，因为听到了奇怪的声音……恐惧向你袭来，而你开灯后并没有看到什么，但内心久久不能平静。恐惧是一种情绪，就像喜悦、愤怒、厌恶、悲伤、惊讶，这些都是情绪。情绪反映出我们的心情，是我们喜欢某事或对某事感到害怕、惊讶或厌恶时的一种反应方式。所有的情绪都非常重要。

喜悦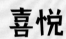

这是当你成功进球得分、在考试中取得好成绩或赢得比赛所感受到的那种兴奋。它能激活我们的大脑，让我们发出微笑、感到幸福、产生更大的欲望，你甚至可以在眼里看到它闪烁的光芒。

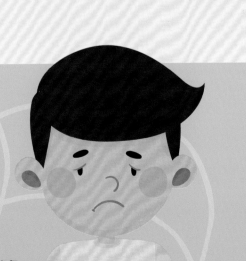

悲伤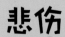

这种情绪看似消极，但也是必不可少的。它出现在我们遇到不开心的事情或碰到未曾预料的负面事件时，这时跟其他人交流这种感受会对你很有帮助。

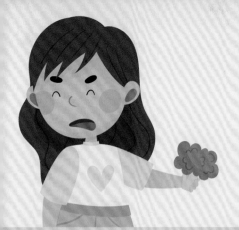

恶心

当我们吃到不喜欢的食物或看到非常不愉快的事情时，这种情绪就会席卷我们的大脑。这种情绪非常重要，因为它通常能帮助我们检测到已经坏掉的食物的味道或气味，避免我们吃坏身体。

愤怒

这是一种侵入并控制我们整个身体的情绪，它带给我们能量，让我们冲动易怒，这通常不是一件好事。尽管如此，这种情绪仍然十分有用，因为它可以帮助我们应对我们不喜欢或不赞同的情境。

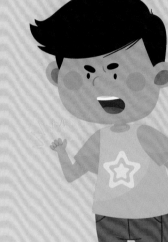

恐惧

这种情绪帮助我们做好准备应对某些即将发生的事情。尽管它看似会让我们瘫倒，但我们的身体中已经发生了一系列变化，让我们有所准备，采取应对措施或逃离现场。

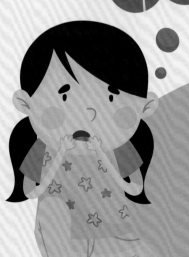

惊讶

这是当你面对突如其来的或意料之外的事情时的体验，你会感到措手不及。我们大脑的反应非常迅速，会立刻调动起我们的注意力。

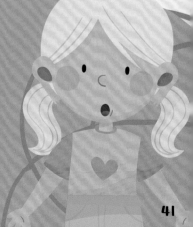

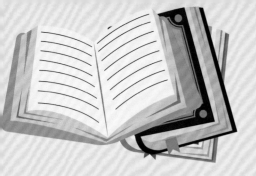

学习：我们为什么要学习

从出生的那一刻起，大脑就在不断地学习。大多数时候，我们几乎不会意识到大脑正在学习和吸收新鲜事物；而在其他时候，比如学习新技能或背诵新课文时，我们才明显感觉到大脑正在学习。我们的大脑是完美的学习机器，它喜欢发现新事物，乐于满足好奇心。

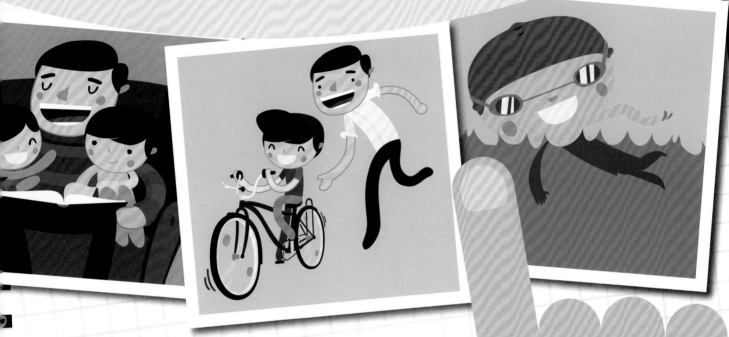

大脑通过重复来学习

你还记得自己是怎么学会骑自行车或学会游泳的吗？几乎我们所有人都要经过多次跌倒，才能学会骑车。其关键之处在于我们的大脑正是通过不断重复来学习的。当你一遍又一遍地重复某项活动时，大脑会不断产生神经连接并最终学会该项活动所需的技能。

音乐学习

音乐对人类有着非常重要的影响：它可以使我们感动，让我们快乐、兴奋，甚至悲伤。演奏乐器时，你的大脑会完全改变并进行重组，而这是一点一点逐渐变化的，因为最好的学习方法就是反复练习。有专家说，要想掌握一门乐器，至少需要练习10000个小时。

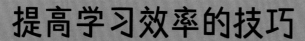

提高学习效率的技巧

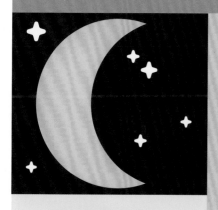

1. 睡个好觉

在夜晚，我们的大脑负责把我们白天学到的东西存储下来，所以睡个好觉是非常重要的。如果第二天有考试，在下午学习之后，你能做的最好的事情就是晚上好好睡一觉。

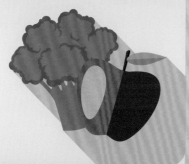

2. 良好的饮食

大脑会消耗许多能量，因此我们必须格外注意这些能量的来源。记忆和学习所需的营养物质可以在像香蕉这样的水果，以及鳄梨、坚果和富含油脂的鱼类中获取。

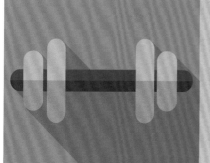

3. 体育锻炼

体育锻炼对学习非常有益，因为它为我们的身体和大脑充氧，并可以唤醒我们的注意力。

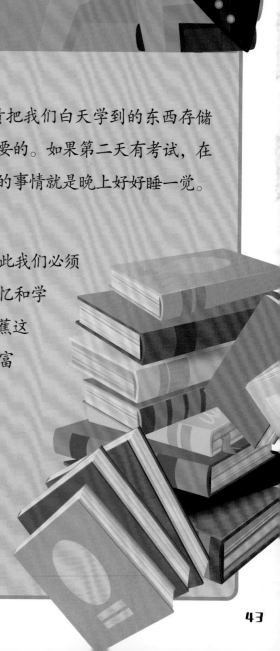

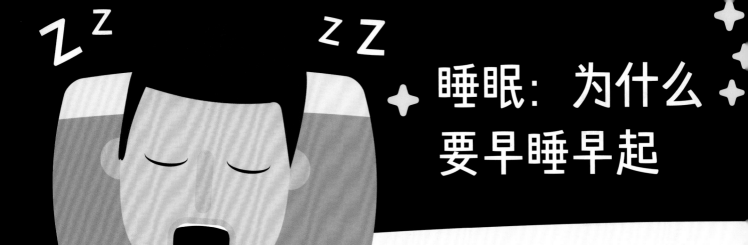

睡眠：为什么要早睡早起

回顾你一天的日程：起床、上学、回家、做作业、玩游戏、吃晚饭和睡觉。每天有三分之一或更多的时间，我们都在睡觉。但在这段时间里，大脑并没有停止工作，而是做了很多对身体健康十分有益的事情。睡眠对于我们的生命至关重要。

睡眠的功能

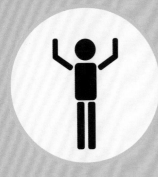

恢复体力

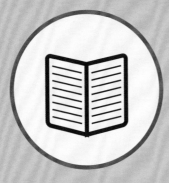

处理和记忆信息

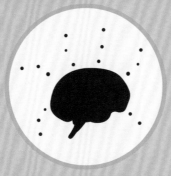

清除大脑中的毒素

增强免疫系统功能

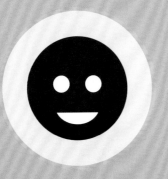

调节情绪

虽然在睡觉的时候，我们什么都不知道，但我们的大脑非常活跃。得益于能够显示大脑活动的新技术，人们已经能观察到几乎整个大脑在睡眠期间是如何工作的。

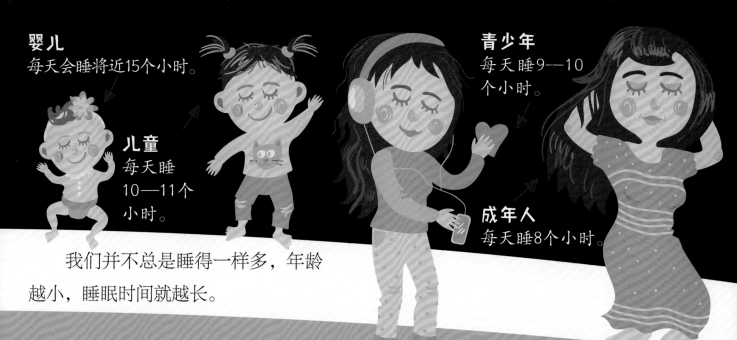

婴儿
每天会睡将近15个小时。

儿童
每天睡
10—11个
小时。

青少年
每天睡9—10
个小时。

成年人
每天睡8个小时。

我们并不总是睡得一样多，年龄越小，睡眠时间就越长。

提示：睡眠时间很重要，睡眠质量也很重要。首先，建议你入睡前待在黑暗的屋子里。还记得吧，手机和平板设备的屏幕光线会让大脑以为还在白天。其次，晚饭尽量吃得清淡，因为如果消化困难，睡眠质量就会变差很多。最后，避免在睡前进行剧烈运动。

不睡觉，会发生什么？

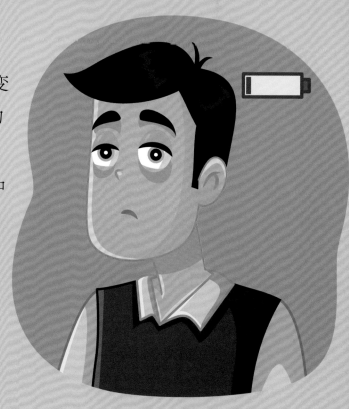

- 如果你整晚不睡觉，你的情绪会发生变化，思维敏捷性会降低，而且有些行动会变得笨拙。身体还会犯一些小错误。

- 如果连续两晚不睡觉，你将会无法集中注意力和进行复杂的思考；此外，你的身体会犯更多的错误。

- 连续五天不睡觉之后，大脑开始不断出现故障并产生幻觉。

睡眠是必不可少的！

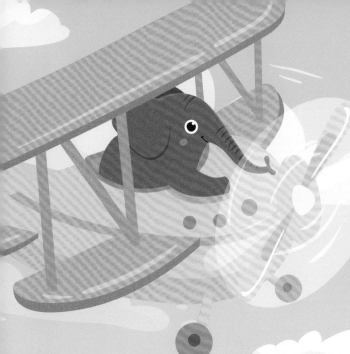

做梦：梦里的世界是从哪里来的

1

第一阶段
入睡期

前5—10分钟

每天晚上我们都会做几次梦，只是经常不记得梦见了什么。梦是什么呢？这个答案需要慢慢来探索。

梦是如何产生的？

有人认为，梦的出现是源于在白天生活的经历，在夜间进入了长时记忆。

2

第二阶段
浅睡期

下一个20分钟

为什么我们记不住所有的梦？

研究者认为，只有在睡眠的REM期（快速眼动期）的中间醒来，我们才会记得做了梦。如果你的睡眠很好，你可能是在这个睡眠周期结束后才醒来的，因此就不记得自己梦到什么了。

梦是真实的吗？

　　我们在做梦时，会出现疯狂的情境和混杂的场景……人们认为这是由于白天的信息被存储起来后，过去的记忆也会被激活。所以在梦中，我们可能会遇到多年未见的老友，或者出现在几个月之前去过的地方。

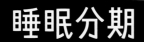

睡眠分期

第五阶段 快速眼动期
（REM期）

15—30分钟

　　在睡眠中会出现一系列不同的阶段，并整晚重复数次。梦的发生是在快速眼动期。在这个阶段，大脑非常活跃，好像醒着一样。

第四阶段 深睡期

下一个30分钟

噩梦

　　我们都做过噩梦，这些梦让我们感到恐惧或焦虑。噩梦的出现可能和白天遭受了压力和面对过紧张的情境有关；长期紧张、曾经有过创伤性经历或者在睡前看到或读到让我们害怕的东西，都有可能让噩梦出现；发烧也能引起噩梦。

第三阶段 熟睡期

20—40分钟

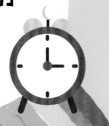

社交：蚂蚁为什么总是成群结队

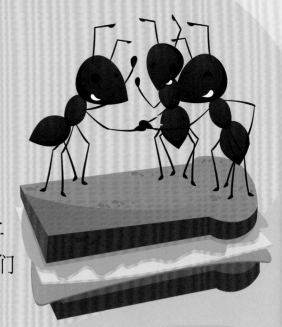

你有没有注意过成群结队的蚂蚁？它们会齐心协力地搜集食物并帮助彼此运送食物。世界上有许多社会性很强的动物，但提到"社会"，我们首先想到的往往是人类的社会。

我们是社会性动物

每天从起床开始，我们就在不断地与别人打交道：家人、老师、同学、朋友等。我们的大脑中有一整套擅长社会行为的神经机制。

从年幼的时候起，我们就寻求与他人互动。在学会说话之前，婴儿通过声音或其他感官（如触觉）与成人互动。因此，我们从一出生就是社会性动物。而从1岁开始，孩子们就已经能通过团队合作来实现小目标了。

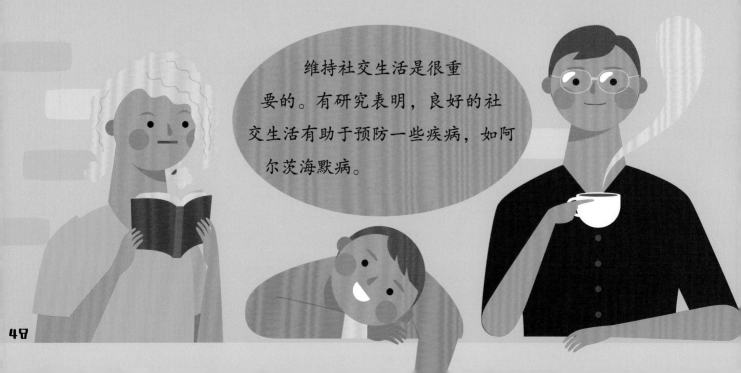

维持社交生活是很重要的。有研究表明，良好的社交生活有助于预防一些疾病，如阿尔茨海默病。

我们在建立社会关系时，大脑中会有很大一片区域被激活，包括负责说话、聆听、情绪，以及视觉、记忆、注意力、动机等脑区。简而言之，社会行为几乎激活了整个大脑。

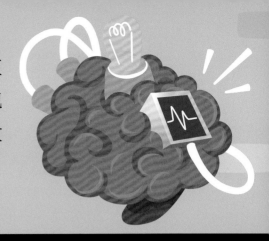

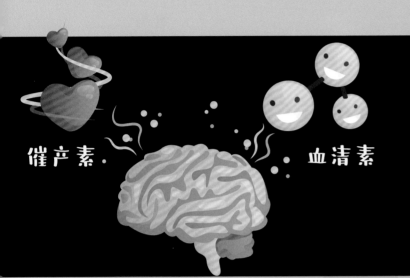

催产素　　　　　　　　　　血清素

我们为什么这么喜欢交朋友？

在与家人、朋友相处时，我们的大脑会产生两种非常重要的物质：血清素和催产素，它们会让人产生幸福的感觉。

当社交大脑出现故障

我们已经看到了，人脑在社会关系中非常活跃，这也是为何当大脑出现问题时，可能影响到人的社会关系。例如卡普格拉综合征，又名替身综合征，这是一种非常罕见的疾病，患者会产生错觉，认为周围的人都是假的，是他人假扮的。而导致这种情况的原因是大脑中负责情绪的相关脑区出现了故障。

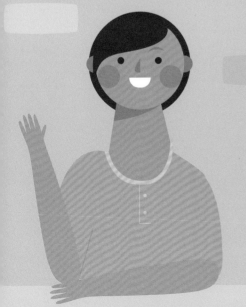

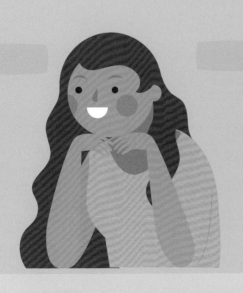

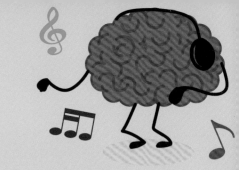

神经旋律：音乐课为什么那么重要

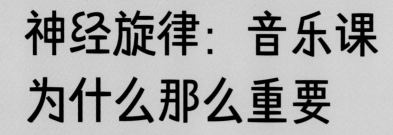

你喜欢音乐吗？你会演奏乐器吗？你记得某首歌曲吗？你会哼唱或吹口哨吗？对人类来说，音乐非常重要，它时刻陪伴着我们的生活。甚至是从我们出生起，长辈就为我们哼唱歌曲，让我们放松、安稳入睡。

从上学开始，我们就会编歌曲和顺口溜来记忆数字、字母、动物等，家里或学校里到处摆放着各式各样的乐器。随着我们长大，我们开始学习演奏乐器。当然，在不同的年龄阶段，我们会喜欢不同类型的音乐。我们人类是非常喜欢音乐的动物。

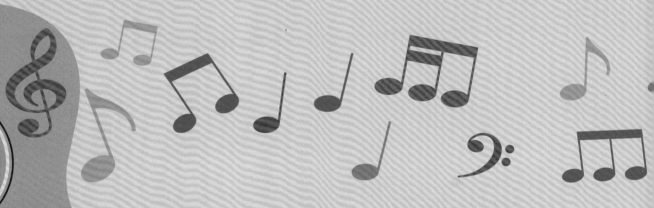

在聆听音乐时，我们的大脑会被完全激活：

- 首先，声音到达一个叫作听觉皮层的区域，如果正在听的旋律是我们熟悉的，那么它就可以激活我们的记忆。

- 音乐可以激活我们的情绪脑区，并且改变我们的心情。

- 音乐可以激活大脑的运动区，让我们不由自主地跳舞、摆动身体，从而激活更多的脑区。

磁共振成像仪可以让我们观察到大脑的活动。实验发现，当人们听音乐时，整个大脑都被激活了，而且这一切发生的速度非常快。

当我们演奏乐器时，我们之前提到过的所有脑区都会被激活，而且还有许多其他区域，比如与控制手指运动、回忆乐谱的长时记忆有关的脑区等也会被激活。这也是为何学校里的音乐教育如此重要。

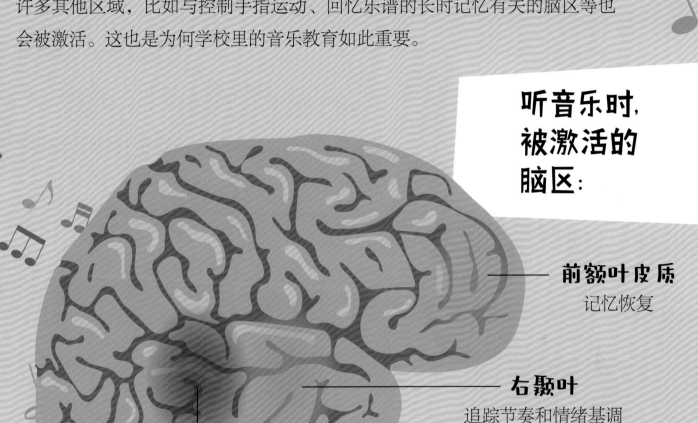

听音乐时，被激活的脑区：

前额叶皮质
记忆恢复

右颞叶
追踪节奏和情绪基调

边缘系统
识别旋律，情感共鸣

听音乐会让我更聪明吗？

如果说音乐可以激活整个大脑，那么听音乐能使我更聪明吗？实际上，并不会。音乐可以让我们快乐、放松，产生积极的影响，但它不会让我们变得更聪明，至少聆听音乐是这样的。不过，有研究表明，演奏乐器会让人发展出更多才智。

创造力：你是如何描绘这个世界的

　　大脑是完美的神经机器，具有丰富的创造力和强大的发明力。所谓创造力，就是创造事物的伟大能力，比如从艺术层面上，绘画就是一种创造。但是大脑时常也会有些懒惰，因此我们必须对它进行训练。

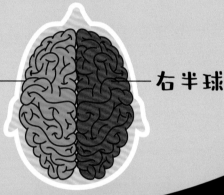

左半球 —————— 右半球

寻找创造性的脑半球

　　大脑由左右两个半球组成。长期以来，人们一直认为其中一个半球（右半球）负责创造性活动，另一个半球（左半球）则负责像数学运算这种逻辑加工。而实际上大脑两个半球是共同参与发明和创造的。正如我们之前谈到过的，在欣赏音乐和演奏乐器时整个大脑都参与了工作。

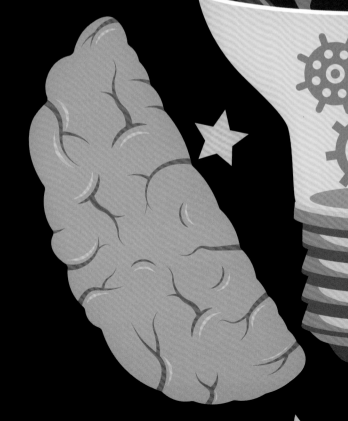

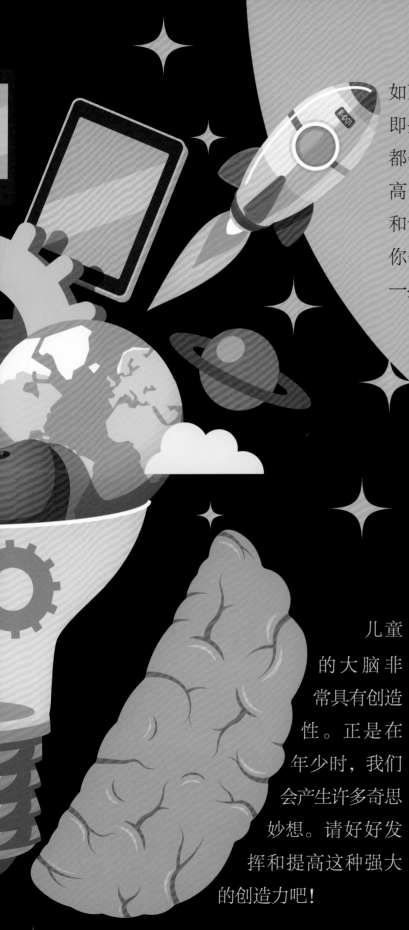

当我们进行创造性的活动时，比如画画或写故事时，大脑中与好奇心、即兴创作、记忆力以及艺术相关的脑区都会被激活，艺术素养可以被训练和提高。想象力与创作过程密切相关，但也和记忆有关，比如画画时，你会用到小时候就学到的一些绘画技巧。

激活你的大脑

创造力训练

每天都可以进行的创造性活动：

- 拿一个小本子画出一些发生在你周边的事或你喜欢的、想要的东西。

- 你可以写故事，讲给同学或家人听。

- 出谜语和猜谜语。

- 自己制作玩具或小手工。

- 如果你会演奏乐器，可以在练习曲目之外即兴创作新的旋律和节奏。

- 如果你有搭建类的玩具，可以建造出新的东西。

  这些活动都是对大脑的锻炼。

  此外，当我们创造新事物时，其最终成果通常都会让人产生极大的满足感和幸福感。

儿童的大脑非常具有创造性。正是在年少时，我们会产生许多奇思妙想。请好好发挥和提高这种强大的创造力吧！

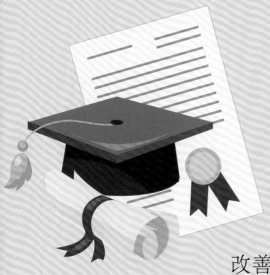

向神经元学习：怎么提高学习效率

多年以来，教育一直在训练和滋养你的大脑。如今，人们对脑的理解正在被用来改善教育的方法，这也被称为"神经教育学"。

跟大脑学习的步骤：

脑科学知识教给了我们一些能在日常生活中应用的技巧：

秩序分明：事物越有条理，大脑工作得越好。所以把工作表安排得井井有条吧，明确自己每一时刻应该去做的任务，设定阶段目标。

摆脱分心：避免在学习时分散注意力。如果你有手机，建议你在学习时别去看它。

休息：每隔45分钟左右休息一次。站起身来，在周围走走，或者压压腿。

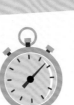

时间安排

保持固定作息和时间表，这可以使大脑工作得更好。在固定时间睡觉和起床，能够保证睡眠充足。在青春期，大脑往往在早上9点半或10点左右更活跃，这也是为何一些国家正在考虑修改开始上课的时间。重点在于保持良好的日程安排，休息好，这样你就能精力充沛地去上课了。

滋养你的神经元

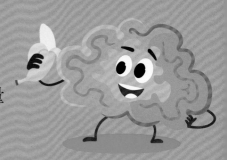

许多研究证实：健康饮食能让你的成绩更好，所以要尽量避免喝含糖饮料，减少摄入来自甜食和糕点中的饱和脂肪酸。

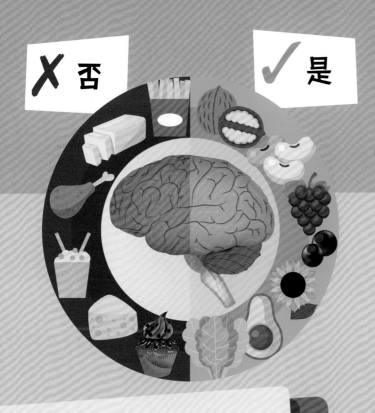

锻炼你的神经元

许多研究都表明体育锻炼对教育具有积极影响，每天锻炼身体有助于我们提高记忆力。体育课后的学习效果更佳。

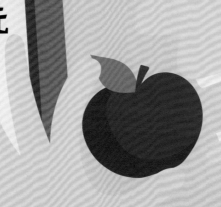

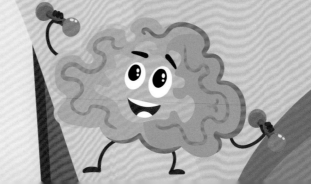

关于大脑的更多知识

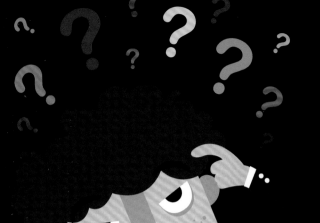

纵览全书，我们一起探索了许多关于大脑的奥秘。但仍有大量的谜团等着我们去发现和解开……

继续探索大脑

大脑由数百亿个细胞组成，因此很难完全观察到各个细胞是如何充分工作的，这也是大脑相关研究工作的主要难题之一。为了更好地理解大脑中发生的一切，世界各国正在投入大量时间和金钱来绘制人脑图谱。

治愈不治之症

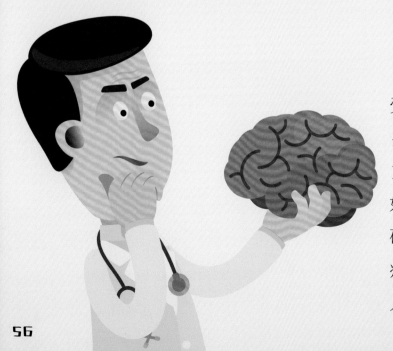

大脑有着非常复杂的结构，容易遭受各种伤害。你肯定听说过阿尔茨海默病，还有另外一些不为人知的疾病，比如亨廷顿病，对这些疾病我们还没有很好的治疗方法。我们相信，随着医疗和科研的进步，未来我们一定能逐步揭开这些疾病的神秘面纱，进而能够治愈这些困扰人类的不治之症。

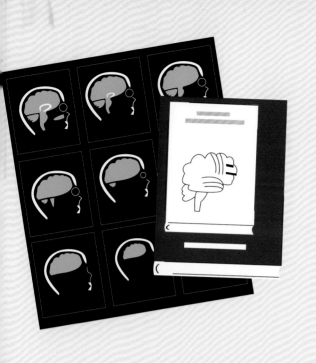

不断升级的工具箱

在研究中会用到一系列仪器设备与辅助工具，比如显微镜，被用于观察神经元是如何工作的。除此之外，还有许多其他先进设备被用到对脑的研究中来，可以让我们观察到是什么物质在脑中聚集或者当我们执行某些行动时是哪些细胞被激活了。

团结就是力量

你参加过团体比赛吗？相信你肯定已经发现，只有整个团队同心协力、共同努力，我们才更容易获胜。神经科学研究亦是如此。科学家们相互分享研究结果，以便回答关于大脑的更多问题。

就像在球队比赛中，有些人是非常好的防守者，而有些人是出色的进攻者，还有些人是聪明的战略谋划者，大家分工明确、各司其职，团队就能发挥出最强实力。对于神经科学研究也是一样，在最前沿的实验室中，有生物学家、医生、化学家，也有工程师、物理学家、数学家、社会学家等，组成一支有能力从不同角度思考问题、寻找答案的专业团队。

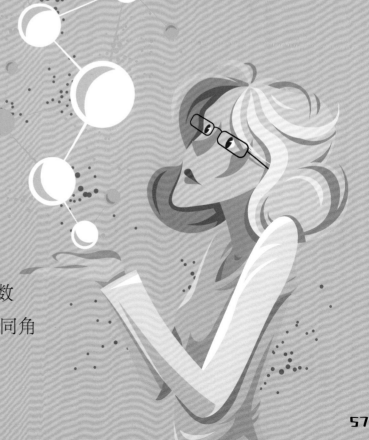

大脑的未解之谜

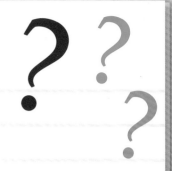

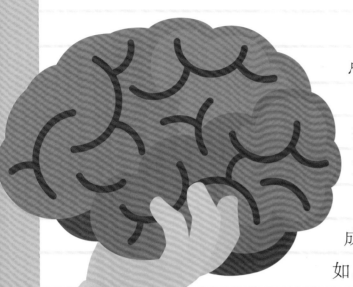

此次"探索大脑"之旅即将抵达终点。回顾本书内容，在本次大脑旅程中，我们一起探索了神经元、记忆、连接、情绪、感觉等，了解到许多发生在大脑中的有趣故事。

尽管人类对大脑的研究已取得丰硕成果，但仍有很多谜团没有被解开，比如，与梦境或感觉有关的问题还没有准确答案。许多影响大脑功能的疾病也亟待最优的诊疗方案。

人类需要那些有好奇心的人，他们有能力提出问题并作出解答，无论他们看起来有多疯狂；也需要那些能够比其他人看得更远、热衷于更多地了解大脑的人。

如果你是这其中之一或对探索大脑充满期待，这本书只是引领你在这条道路上前进的第一步。未来是迷人的，你将发现的东西是现在难以想象的。但如果你还不知道自己是否能参与其中之一，那也不用担心，继续享受学习和发现的乐趣，继续培养你的好奇心吧！剩下的就交给你的……

860亿个神经元吧！